Colites chroniques.
Indication du traitement chirurgical.

PAR MM. LES D^{rs}

V. PAUCHET (d'Amiens), et
Chirurgien des hôpitaux,
Correspondant de la *Société
de Chirurgie de Paris.*

G. PRIEUR,
Médecin-Major de 1re classe
à l'hospice mixte d'Amiens,

Certaines colites chroniques restent rebelles à toute thérapeutique médicale et entraînent des désordres de nutrition assez graves pour menacer la vie. Dans ces cas, les chirurgiens ont le droit de tenter une intervention, qui a pour but de dériver le cours des matières et de mettre au repos l'organe malade.

Follet (de Lille) pratiqua, le premier, en 1884, une cœcostomie pour une dysenterie chronique grave ; le malade très cachectique mourut.

Novaro suivit son exemple, en 1887, pour une colite ulcéreuse, et eut un succès. En 1894, Keith fit une colostomie droite pour une colite muco-membraneuse et obtint la guérison.

Au Congrès international de 1900, Giordano rapporta trois cas de colite ulcéreuse guéris par l'iléo-sigmoïdostomie. Depuis cette époque, les opérations se sont multipliées et ont souvent donné de bons résultats.

Considérées au point de vue chirurgical, les colites peuvent se diviser en deux groupes : les formes muco-membraneuses et les formes ulcéreuses.

A. **Colite muco-membraneuse.** — SIGNES FONCTIONNELS. — La colite muco-membraneuse est essentiellement caractérisée par les trois symptômes suivants :

1° *Constipation* ; 2° *Douleurs abdominales* ; 3° *Expulsion de muco-membranes*.

1° *Constipation.* — Le malade appartient le plus souvent à la catégorie des constipés de vieille date. Les matières fécales sont sèches et dures ; souvent elles sont ovillées ; parfois elles se montrent aplaties et même rubanées par suite du spasme intestinal. Quelquefois les scybales sont blanchâtres et dures comme des matières de chien ; leur expulsion est précédée et accompagnée de violentes douleurs. Aux périodes de constipation succèdent fréquemment des débâcles diarrhéïques : mais, au milieu du flux intestinal, on trouve encore des scybales ou des fragments de scybales.

2° *Douleurs abdominales*. — Tous les colitiques souffrent ; leurs douleurs sont habituelles et paroxystiques. Par douleurs habituelles on entend des brûlures, des élancements sourds, une sensation de pesanteur. Elles siègent dans les fosses iliaques ou le long du côlon transverse ; elles apparaissent après les repas ou au milieu de la nuit, et s'évanouissent souvent après l'expulsion de selles glaireuses.

Les douleurs paroxystiques sont préparées pas des écarts de régime ou une période de constipation. Elles durent plusieurs jours, parfois plusieurs semaines, et nécessitent le séjour au lit. Autour de l'ombilic ou dans les fosses iliaques, le malade éprouve une vive brûlure ou des coliques violentes avec pâleur de la face, petitesse du pouls, altération des traits, ballonnement du ventre, défense de la paroi abdominale. Il existe en même temps une constipation absolue. Pendant ces crises, le lait seul est toléré par le malade ; les œufs mêmes provoquent une augmentation de douleurs au moment de la digestion.

Un pareil tableau pourrait faire penser, au premier abord, à une occlusion intestinale, à une cholécystite ou à une appendicite, d'autant plus qu'il y a parfois des vomissements. Dans certains cas, la température s'élève, surtout chez les enfants. Des crises aussi violentes sont exceptionnelles ; ordinairement, les douleurs sont moins fortes et s'accompagnent d'un léger état syncopal et de nausées.

3° *Muco-membranes*. — Les muco-membranes sont caractéristiques de la maladie et se présentent sous des aspects variés qu'on peut ramener à deux types : le type amorphe et le type membraneux.

a) *Type amorphe*. — Le type amorphe est constitué par des glaires filantes, ressemblant à du blanc d'œuf plus ou moins coagulé ou par une sorte de mousse recouvrant les déjections, et striée ou non de sang.

b) *Type membraneux*. — Dans ce type, les exsudats ont l'aspect de « peaux » grisâtres, reproduisant en partie ou en totalité le moule du canal intestinal. Vannebroucq a vu un de ses malades expulser un tube cylindrique de 1 m. 20 de longueur. Le plus souvent, la membrane est fragmentée et peut être comparée à des débris de ténia, de macaroni, de vermicelle.

Les glaires et les membranes ne sont autre chose que du mucus intestinal, évacué au fur et à mesure de sa production (glaires), ou concrété par un séjour plus ou moins prolongé dans l'intestin qui l'a sécrété (membranes). Leur examen microscopique révèle un réseau de filaments blanchâtres renfermant dans ses mailles des leucocytes, des cellules épithéliales cylindriques, des granulations réfringentes, et des micro-organismes.

Les matières fécales dures sont enrobées de muco-membranes ; celles-ci peuvent être expulsées seules et parfois en grande quantité au moment d'un flux diarrhéique.

L'expulsion des peaux et des membranes peut durer des mois et des années, en dehors de toute crise douloureuse ; elle peut cesser, puis reparaître, après un intervalle prolongé.

Signes physiques. — L'aspect du ventre est variable. Quand l'intestin est à la période de compensation, le ventre est tendu et météorisé. Le plus souvent, les parois intestinales sont affaissées ; l'abdomen est flasque, étalé, sans tonicité, parfois rétracté et dur. L'exploration au palper n'est que trop facile à travers une paroi abdominale amincie ; la main perçoit un intestin relâché et gargouillant ou au contraire rétracté et résistant. L'atonie intestinale, si reconnaissable au doigt, donne l'impression de *l'intestin chiffon*. Suivant l'intensité du spasme, les segments intestinaux contracturés donnent la sensation de *tuyau de caoutchouc*, de *corde colique*, de *tuyau de plomb*, et roulent sous le doigt. Le gros intestin n'est atteint de spasme que par segments ; et le même segment peut passer par des alternatives de spasme et d'atonie.

L'état spasmodique se produit de préférence sur les côlons ascendant et descendant. Le cœcum est toujours dilaté, soit par une accumulation de matières formant le « boudin cœcal », soit par un mélange de gaz et de liquides produisant un bruit de gargouillement sous la pression digitale. Le côlon transverse est tantôt rétracté, tantôt dilaté ; dans ce dernier cas, il peut en imposer pour une ectasie gastrique. L'S iliaque est généralement rétracté ; s'il renferme des scybales, il donne l'impression d'un chapelet. La palpation provoque souvent de l'endolorissement sur le trajet du gros intestin, surtout au niveau de l'angle gauche et des segments contracturés.

Très fréquemment, *l'entéroptose* coexiste avec la colite ; et il est commun de trouver l'anse du transverse dans la région sous-ombilicale. Le foie est normal, parfois hypertrophié, quand il existe de la diarrhée ; il est rarement ptosé. L'estomac est généralement un peu dilaté et ptosé : pour ne pas le confondre avec le côlon transverse, on l'explorera après insufflation et on pourra alors préciser ses limites par la percussion et le palper.

La nephroptose existe dans 1/3 des cas ; il faut éviter de la confondre avec la ptose des angles coliques contracturés.

SYMPTOMES SECONDAIRES. — La colite provoque des troubles fonctionnels dus à des réflexes partis du plexus solaire ou à des auto-intoxications causées par des toxines alimentaires provenant d'une digestion incomplète ou viciée.

Du côté de l'estomac, il existe de la dyspepsie nervo-motrice avec hypo ou hyperchlorhydrie. La sécrétion biliaire est parfois diminuée, et les matières sont décolorées par intermittences et indépendamment de tout symptôme ictérique.

Les phénomènes cardiaques consistent en palpitations et quelquefois en crises de fausse angine de poitrine.

La vessie peut être le siège de spasmes se traduisant par de la dysurie et du ténesme (faux urinaires).

Du côté du système nerveux, on constate tout le syndrome neurasthénique : parésie intellectuelle, dépression, névralgies, irritabilité, hypocondrie, etc....

FORMES CLINIQUES. — Mathieu a établi les types suivants : 1° la forme commune, dans laquelle la triade symptomatique est complète ; 2° les formes bénignes, caractérisées par l'absence ou la faible intensité de la douleur ; 3° les formes graves, qui compromettent sérieusement la santé des malades, par suite de la fréquence, de la ténacité ou de la violence des accès douloureux ou par la réaction fébrile qui les accompagne.

Associations morbides. — La colite muco-membraneuse coexiste fréquemment avec d'autres affections, bien classées au point de vue nosographique. Nous indiquerons brièvement les particularités que produisent ces associations.

1° *Gastropathie.* — L'hyperchlorhydrie est fréquente. Robin la considère même comme la cause initiale des muco-membranes, qui seraient le résultat de la défense de l'intestin contre l'acidité exagérée du bol alimentaire provenant de l'estomac, la seconde digestion ne pouvant s'accomplir que dans un milieu alcalin. En réalité, toutes les formes de dyspepsie stomacale se voient au cours de la colite muco-membraneuse. D'après Soupault, le syndrome pylorique s'accompagnerait souvent d'entérite muco-membraneuse ; et la gastro-entérostomie amènerait la guérison de ces deux affections.

2° *Ptoses viscérales.* — Le rein, le foie, le côlon, l'estomac sont souvent déplacés chez les sujets atteints de colite. Ces déplacements résultent à la fois de la faiblesse de la paroi abdominale, de l'allongement et de l'atonie des replis péritonéaux, le tout étant lui-même le résultat de l'altération des tissus par intoxication (héréditaire ou acquise) due à l'alcoolisme, à la suralimentation carnée ou viciée, etc... Ces diverses causes contribuent, avec la constipation, à produire ou à entretenir pour leur part la colite muco-membraneuse.

3° *Lithiase intestinale.* — Il peut se former dans l'intestin, atteint d'inflammation chronique, comme dans la vessie et les voies biliaires, des concrétions calcaires, constituées par des sels de chaux, ou des phosphates amoniaco-magnésiens et des matières organiques. Les sels contenus dans les sécrétions intestinales précipitent sous l'influence des fermentations anormales et produisent du sable, des graviers ou des calculs. Ces concrétions se développent de préférence dans le cœcum. Le sable et le gravier sont expulsés sans déterminer de malaises; l'expulsion des gros calculs provoque généralement des douleurs pouvant faire croire à une crise de cholécystite calculeuse.

4° *Appendicite.* — Au cours de la colite muco-membraneuse, on constate souvent des crises douloureuses à localisation iléo-cœcale, pouvant simuler l'appendicite. Ce ne sont pas là de vraies crises appendiculaires, pour lesquelles la question d'opération d'urgence puisse être abordée. Dieulafoy nie la fréquence de la coexistence de l'appendicite et de la colite muco-membraneuse. Reclus, Bernard, Marfan, affirment le contraire. Nous pensons que l'appendicite doit souvent s'enflammer dans le cours de la colite muco-membraneuse, mais pas assez pour provoquer des crises graves aboutissant aux perforations et aux abcès.

L'appendicite, qui complique la colite, a un type clinique particulier. C'est une appendicite à marche chronique, atténuée.

La douleur existe bien au point de Mac Burney ; mais elle est intermittente et n'est pas trop violente ; elle se distingue de la douleur de la colite, en ce qu'elle ne s'étend pas à de longs segments d'intestin. La température peut atteindre 38° ou 38°5, pendant un ou deux jours. La palpation révèle non seulement de la douleur, mais encore une tuméfaction limitée, un cordon perceptible. La crise appendiculaire ne se termine pas comme la crise colique par une débâcle diarrhéïque. Le diagnostic de cette appendicite chronique n'est pas habituellement fait ; on croit à des indigestions ou à des poussées d'entérite, à des coliques hépatiques ; et on néglige d'interroger l'appendice.

Suivant le conseil de Lyon, il faut toujours songer à l'appendicite chez un malade présentant une constipation plus ou moins rebelle avec rejet de fausses membranes, lorsque se surajoutent des troubles gastriques ; lorsque surviennent, à l'occasion de la marche, des élancements fugitifs dans la fosse iliaque droite ; lorsque, au moment des crises, le point de Mac Burney est bien précis.

Parmi les troubles gastriques, le plus caractéristique est l'état nauséeux survenant, sans qu'on puisse incriminer l'alimentation, à la suite d'une marche et coïncidant ou non avec des douleurs intestinales. Cet état nauséeux peut être provoqué par le simple palper de l'appendice et persister quelquefois après, en même temps qu'une certaine sensibilité. Somme toute, il existe un grand nombre d'appendicites chroniques d'emblée, sans crise aiguë primitive, nullement diagnostiquées, et pouvant être le point de départ ou le résultat d'une colite chronique. La seule résection de l'appendice fait disparaître les accidents.

5° *Affections utéro-annexielles*. — Il y a coïncidence fréquente des phénomènes dysménorrhéiques avec la colite chronique. L'explication en est facile à donner : les colitiques sont des neuro-arthritiques et des ptosiques ; et il n'en faut pas davantage pour expliquer la congestion pelvienne, les rétro-déviations utérines, les névralgies utéro-ovariennes, toutes lésions qui relèvent de l'hygiène ou du traitement général.

6° *Hémorragies intestinales*. — Certains colitiques peuvent présenter des hémorragies intestinales pendant plusieurs jours de suite. Elles sont dues vraisemblablement à des ulcérations et cèdent généralement sous l'influence du repos et de la diète lactée.

7° *Occlusion intestinale*. — Le spasme colique peut arriver à un tel degré que l'arrêt des matières et des gaz est complet. On observe tous les symptômes de l'occlusion avec vomissements, suppression de l'émission des gaz, constipation absolue, etc... Mathieu relate un cas dans lequel la contracture du côlon avait été provoquée par des lavages intestinaux, donnés avec une pression trop forte.

8° *Péritonite*. — La péritonite est rare, surajoutée. Quand elle survient, elle succède à une infection de la paroi intestinale et a pour point de départ une ulcération. Elle évolue par poussées laissant à leur suite de l'empâtement et des adhérences. Celles-ci peuvent provoquer des tiraillements et des douleurs et nécessiter une intervention.

ANATOMIE PATHOLOGIQUE. — Les lésions sont superficielles et n'intéressent que la muqueuse. Il existe une simple irritation avec desquamation exagérée. Dans un cas, Rothmann a trouvé de l'épaississement de la muqueuse avec un peu d'infiltration dans la profon-

deur et a vu sur des coupes les bouchons de mucus pénétrer jusque
dans les glandes. Les autres lésions inflammatoires et les ulcérations
décrites par Wannebroucq et Thiercelin doivent être considérées
comme secondaires (Rothmann).

ÉTIOLOGIE. — A. *Causes prédisposantes*. — La colite muco-
membraneuse est extrêmement fréquente et sa fréquence augmente
chaque jour. On peut dire qu'elle est fonction du neuro-arthritisme et
que par suite elle est provoquée par la suralimentation carnée, le
surmenage nerveux, et l'hygiène défectueuse. On trouve des antécé-
dents arthritiques, héréditaires ou personnels, chez tous les colitiques.

Cette affection apparaît vers 4 ou 5 ans, chez les fils de neuro-arthritiques. Elle atteint son maximum de fréquence entre 20 et 40 ans.
Quatre fois plus de femmes que d'hommes en sont atteintes
(Mathieu). La classe aisée y est plus sujette que la classe ouvrière : ce
qui tient à la suralimentation.

B. *Causes occasionnelles*. — La colite succède presque toujours
aux dyspepsies gastro-intestinales. La constipation en est le premier
symptôme et la première cause. Le contact des matières dures avec
l'intestin favorise l'irritation de la muqueuse et les fermentations.
Celles-ci à leur tour excitent la paroi intestinale, l'enflamment et
provoquent la *névrose intestinale*, qui se trouve être la cause immé-
diate de la colite muco-membraneuse.

En résumé, la colite muco-membraneuse, qui a pour cause et symptôme la constipation, « est toujours provoquée par un spasme »
(Mathieu). Ce spasme est sous la dépendance du système nerveux ;
c'est un réflexe dont le point de départ est la muqueuse elle-même.

D'après Lyon, le syndrome, désigné à tort sous le nom de « colite
muco-membraneuse », est un ensemble de troubles fonctionnels du
grand sympathique. Cette trophonévrose secrétoire, motrice et sensi-
tive, a une double étiologie ; tantôt elle a un point de départ cérébral
(neurasthénie); tantôt elle est causée par une irritation locale de
l'intestin, ayant sa répercussion sur le grand sympathique. Ainsi se
produit l'atonie ou le spasme, qui tous deux amènent la constipation.

DIAGNOSTIC. — Les formes ordinaires se reconnaissent par la triade
symptomatique : constipation, douleurs, fausses membranes. Le microscope permet de distinguer ces dernières des débris de tænia, de
blanc d'œuf coagulé, etc... Si le médecin assiste à une crise, il fera
le diagnostic en se basant sur l'existence antérieure de la maladie, les
irradiations douloureuses le long du côlon, la consistance molle ou
contracturée du gros intestin. Dans les formes graves, la dépression,

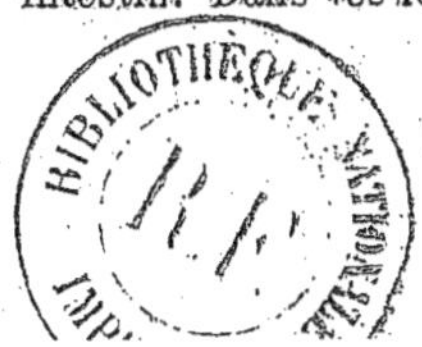

l'amaigrissement, l'anémie, la teinte terreuse des téguments peuvent faire penser d'emblée à un cancer viscéral. Si à de l'anorexie et à de la dyspepsie se joint une accumulation de matières fécales dans le côlon transverse formant une tumeur au niveau de la région épigastrique, on sera tenté de croire à l'existence d'un cancer de l'estomac. Dans ce cas, l'administration d'un purgatif évacuateur fera disparaître la tumeur stercorale et dissipera tous les doutes. Les alternatives de diarrhée et de constipation et la présence d'une tumeur font pencher le plus souvent vers l'hypothèse d'un cancer intestinal. Dans la colite, la tumeur est formée par un amas de matières fécales qu'évacue facilement une purgation aidée ou non de lavages intestinaux ou par une contracture segmentaire du côlon, dont le caractère essentiel est d'être instable. Si un segment colique est infiltré et épaissi, l'ancienneté de la maladie fera incliner du côté de l'inflammation. En cas de *cancer*, il y a expulsion de mucosités sanguinolentes plutôt que de membranes.

L'entérite tuberculeuse détermine un flux toujours liquide sans scybales.

PRONOSTIC. — On peut dire des malades « atteints d'entérite muco-« membraneuse ce qu'on a dit des tuberculeux : qu'ils ne guérissent « qu'à la condition de ne se croire jamais guéris » (Lyon). En conséquence, même les formes bénignes nécessitent un régime aussi long que la vie. Les formes graves tuent rarement ; néanmoins elles sont un obstacle irrémédiable à la santé par suite de leur retentissement sur l'état général.

B. Colites ulcéreuses. — Les colites ulcéreuses chroniques sont causées par l'ulcère simple, la dysenterie, et la tuberculose (nous laisserons de côté l'ulcère simple, ne voulant nous occuper ici que des colites diffuses).

1° *Dysenterie chronique.*—Actuellement on distingue deux variétés principales de dysenterie : la dysenterie bacillaire et la dysenterie amibienne (Dopter). La première a une évolution rapide et récidive rarement ; la seconde a une allure lente, une tendance à la chronicité, et présente des récidives fréquentes : c'est une dysenterie à rechute. Les lésions de la dysenterie chronique s'étendent au côlon et au rectum ; la muqueuse est détruite par îlots et remplacée par du tissu cicatriciel. Il en résulte un amoindrissement du calibre intestinal, un épaisissement fibreux de l'organe. Parfois, « les lésions sont à diverses périodes de leur développement : escarres, ulcères en voie de progrès ou de réparation, cicatrices » (Kelsch). Pendant les accalmies, les selles sont diarrhéi-

ques ; pendant les périodes d'exacerbation elles deviennent muco-
sanguinolentes et sont accompagnées de coliques et de ténesme. Le
côlon est douloureux à la palpation. La dépression, l'amaigrissement, l'anémie surviennent rapidement et aboutissent à la cachexie
dysentérique. La mort en est la conséquence, dans un temps plus ou
moins long, à moins qu'une péritonite ou un abcès du foie ne hâte
le dénouement. La mortalité est de 80 0/0. (Vaillard).

2° *Ulcérations tuberculeuses.* — Les ulcérations tuberculeuses
peuvent être petites et rares, ou au contraire étendues et confluentes.
Elles sont habituellement serpigineuses, taillées à pic, et sèches comme
les ulcérations dysentériques. Le microscope fait reconnaître des fol-
licules tuberculeux, des cellules géantes et des bacilles de Koch. A
défaut de ces éléments, le diagnostic est confirmé par l'aspect caractéristique des coupes des lymphatiques interstitiels et sous-périto-
néaux, atteints par le processus infectieux (Letulle). L'infiltration
fibro-caséeuse produit quelquefois de véritables tumeurs comme au
niveau du cœcum.

Symptômes. — Les colites ulcéreuses ont les mêmes symptômes
que la colite muco-membraneuse. Les seuls caractères qui les différen-
cient sont : l'émission du pus et les pertes de sang. Quand les ulcérations guérissent, le rétrécissement produit par la cicatrisation peut
être assez prononcé pour amener des accidents de sténose.

Il est intéressant de savoir si les lésions s'étendent au rectum et à
l'anse sigmoïde : l'existence du ténesme permet déjà de l'affirmer, l'eu-
doscopie intestinale en fournira la certitude.

C. **Traitement des colites.** — Le chirurgien doit intervenir dans
toutes les colites graves, rebelles à une médication bien dirigée. Dans
la colite muco-membraneuse l'intervention chirurgicale est indiquée
par les symptômes suivants : douleurs vives et tenaces, troubles nerveux consécutifs aux souffrances, hémorragies répétées, perte pro-
gressive des forces.

Il est évident qu'on doit opérer les colitiques condamnés par leurs
crises douloureuses à garder le lit pendant des semaines et des mois, et
devenus les véritables infirmes, et ceux qui se cachectisent par suite
des hémorragies ou des troubles fonctionnels ; mais la même manière
d'agir est-elle applicable aux neurasthéniques ? Assurément, les neurasthéniques opérés donneront souvent des insuccès ; pourtant l'état
neurasthénique peut s'améliorer, quand il est le résultat des accidents
colitiques.

L'intervention est encore indiquée dans tous les cas de dysenterie chronique. On sait en effet que 80 0/0 de ces malades meurent d'épuisement, de péritonite ou d'abcès hépatiques : il y a donc intérêt à agir d'une façon précoce, avant que l'infection ait dépassé l'intestin.

Enfin les colites ulcéreuses seront toujours soumises à l'intervention chirurgicale.

L'intervention a pour but d'*exclure le côlon* au point de vue fonctionnel, de le mettre au repos ; condition qui sera réalisée dès que les matières cesseront d'irriter la muqueuse et dès que la stase intestinale et les fermentations qui en résultent, auront été supprimées. Et l'on parvient ainsi à la suppression du spasme intestinal et à l'arrêt de l'auto-intoxication.

La mise au repos du côlon s'obtient par deux méthodes :

1° *Anus cœcal* ; 2° *Entéro-anastomose*.

1° ANUS CŒCAL. — L'anus cœcal non seulement assure le repos complet du gros intestin, mais permet encore de faire de haut en bas des lavages simples ou modificateurs, surtout quand les injections rectales sont mal tolérées.

On l'établit en deux temps ou en un seul temps. Giordano le pratique ainsi : il amène l'appendice dans la plaie et le fixe aux bords de l'incision après avoir isolé son méso. Quelques jours après, l'appendice se sphacèle et s'élimine ; le trou résultant de son implantation cœcale est agrandi au thermo-cautère.

Cet anus cœcal constitue une infirmité répugnante, car il laisse sans cesse échapper des matières liquides ; aussi n'est-il employé qu'à titre palliatif et temporaire dans les colites ulcéreuses graves s'étendant au rectum. C'est le traitement de choix de la dysenterie chronique.

On pourra fermer la fistule cœcale quand on aura la certitude de la guérison des lésions intestinales. Cette certitude sera basée sur : 1° la disparition de la douleur à la pression sur le trajet du côlon ; 2° la disparition de tout écoulement muqueux, sanguin ou purulent par l'anus artificiel au moment ou en dehors des lavages. Dans les cas de dysenterie, il faudra rechercher dans l'eau des lavages s'il existe encore des amibes. Enfin il faudra s'assurer de la cicatrisation des ulcérations par l'endoscopie.

Lorsque ces différents signes de guérison auront été constatés pendant un certain temps, alors seulement on se mettra en devoir de fermer l'anus cœcal (Labey).

Faute d'observer ces règles, on se trouvera obligé de réouvrir une fistule trop tôt fermée. Certains malades refusent même de se faire fermer l'anus cœcal, par crainte de la réapparition de leurs douleurs.

Les lésions s'étendant le plus souvent à tout le gros intestin, on ne devra pas imiter la conduite de quelques chirurgiens, qui ont placé l'anus dans la fosse iliaque gauche ou sur le côlon transverse.

2° ENTÉRO-ANASTOMOSE. — Elle est indiquée au même titre que la gastro-entérostomie pour l'ulcère d'estomac.

On a recours actuellement à l'*iléo-sigmoïdostomie*, la dernière anse de l'iléon étant pelvienne, mobile et facile à suturer au côlon pelvien.

L'expérience montre que, malgré la valvule de Bauhin, le cœcum se vide bien par le dernier bout iléal et qu'il n'y a pas lieu de craindre sa distension par les produits sécrétés par sa muqueuse.

On doit se demander si la suppression fonctionnelle de presque tout le gros intestin n'entraîne pas de graves troubles de nutrition. L'observation clinique et l'expérimentation sur les animaux ont prouvé que ces troubles n'étaient pas à redouter.

Les matières, arrivant dans le rectum à l'état liquide, on doit encore se demander si l'anastomose ne produira pas une diarrhée persistante? D'après l'observation clinique, cette diarrhée n'existe que pendant quelques jours; elle disparaît après par suite de l'augmentation du *pouvoir absorbant* du rectum et de l'anse sigmoïde. — L'*iléo-rectostomie* expose davantage à la persistance de la diarrhée.

Indications.—L'iléo-sigmoïdostomie est réservée aux colites n'ayant pas envahi, du moins d'une façon grave, l'anse recto-sigmoïde ; elle convient donc aux *colites ulcéreuses* à phénomènes infectieux, et aux *colites muco-membraneuses avec coprostase*. Elle est encore indiquée dans les cas où il y a des lésions de péricolite, brides ou adhérences péritonéales susceptibles de gêner la circulation des matières.

L'anastomose se fait au moyen de la suture ou du bouton. Le bouton ne peut s'obstruer, puisque les matières qui viennent de l'intestin grêle sont liquides. Son seul inconvénient est de créer un orifice étroit.

Comme procédé d'anastomose, on a habituellement recours à l'*anastomose latérale* simple, à laquelle on reproche de laisser filer encore quelques matières dans le gros intestin. Pour mettre le côlon complètement au repos, il faut avoir recours à l'excellente *technique de Monprofit* : section de l'iléon à 10 ou 15 cm. du cœcum, et implantation des deux bouts dans l'anse sigmoïde à 2 ou 3 doigts de distance.

Quand l'anastomose est terminée ou mieux, avant de la pratiquer, on place 4 ou 5 points séparés sur les diverses brèches résultant de la section mésentérique : cette précaution met à l'abri d'un étranglement interne ultérieur.

D. Résultats opératoires. — Dans la dysenterie chronique opé-
rée à temps, l'anus cœcal améliore rapidement l'état général et fait
cesser les douleurs, les hémorragies, et la suppuration. Le traitement
des colites ulcéreuses et muco-membraneuses par l'anastomose a donné
presque toujours de bons résultats. La constipation cesse immédiate-
ment après l'opération ; les douleurs s'exagèrent pendant quelques
jours, s'atténuent progressivement, et disparaissent, ainsi que le pus
ou les muco-membranes.

1° *Anus cœcal*. — Aux vingt-six cas rassemblés dans la thèse de
Labey, on peut en ajouter cinq : Boas et Steiner (1 cas), Boas et
Körte (1 cas), Eswald (1 cas), Macdonald (2 cas).

Dans ces trente et un cas, l'anus cœcal a été pratiqué :

2 fois pour colite polypeuse ; 9 fois pour colite dysentérique ; 12 fois
pour colite ulcéreuse ; 7 fois pour colite muco-membraneuse ; 1 fois
pour colite chronique (?).

Dans les 2 cas de colite polypeuse, il y eut amélioration . mais l'a-
nus ne fut pas refermé.

2° *Entéro-anastomose*. — Elle a été employée 23 fois avec ou sans
exclusion. Un seul malade est mort par étranglement interne le ving-
tième jour (Giordano).

Les cas se répartissent ainsi : Giordano (4 cas), Wiesinger (1 cas),
Naunotti (1 cas), Lindner (1 cas), Lympius (1 cas), Phocas (1 cas),
Mausells-Moulin (1 cas), Pauchet (12 cas), Michel (1 cas).

Dans 20 cas, on a pratiqué l'*iléo-sigmoïdostomie*.

L'opération a été faite : 4 fois pour *colites chroniques* ; 16 fois pour
colites muco-membraneuses ; 3 fois pour *colites ulcéreuses*.

(Il est probable que les colites chroniques étaient des colites muco-
membraneuses).

En résumé, les colites chroniques, qui ne cèdent pas au traitement
médical, et celles qui menacent la santé générale du malade par suite
des douleurs, des hémorragies ou d'une constipation tenace, doivent
être traitées chirurgicalement. L'intervention est bénigne ; elle procure
souvent la guérison et presque toujours une notable amélioration.

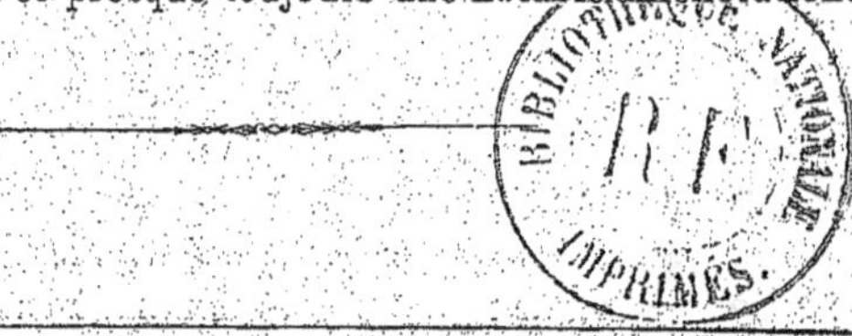

Le Mans. — Imprimerie Monnoyer. — XII-1905.